AF170622

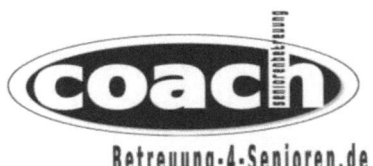

Betreuung-4-Senioren.de

Konzentrationsgeschichten

Gedächtnistraining &

Seniorenbeschäftigung

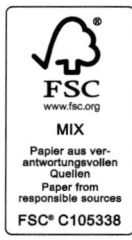

Bibliografische Information der Deutschen Nationalbibliothek: Die Deutsche Nationalbibliothek verzeichnet diese Publikation in der Deutschen Nationalbibliografie; detaillierte bibliografische Daten sind im Internet über www.dnb.de abrufbar.

© 2014 Denis Geier

Herstellung und Verlag:

BoD – Books on Demand, Norderstedt

Bildrechte: siehe Seite 52

ISBN: 9783735794505

Inhaltsangabe:

Folgende Konzentrationsgeschichte ist ideal für ein Betreuungsangebot im Rahmen der 87b-Betreuung:

1. Wellness — 08

2. Das Afrikanische Jahr — 12

3. Die Landung auf dem Mond — 14

4. Das Ende der Reichsmark — 18

5. Wie Oma einst kochte — 21

Folgende Konzentrationsgeschichte ist ideal für Senioren und Enkelkinder:

6. Besucher — 25

7. Flaschenpost — 28

8. Der Verkauf — 31

9. Aufbruch — 33

10. Auf der Insel Lukuluu — 36

11. Bei den Eisbeinpiraten — 39

coach seniorenbetreuung

Betreuung-4-Senioren.de

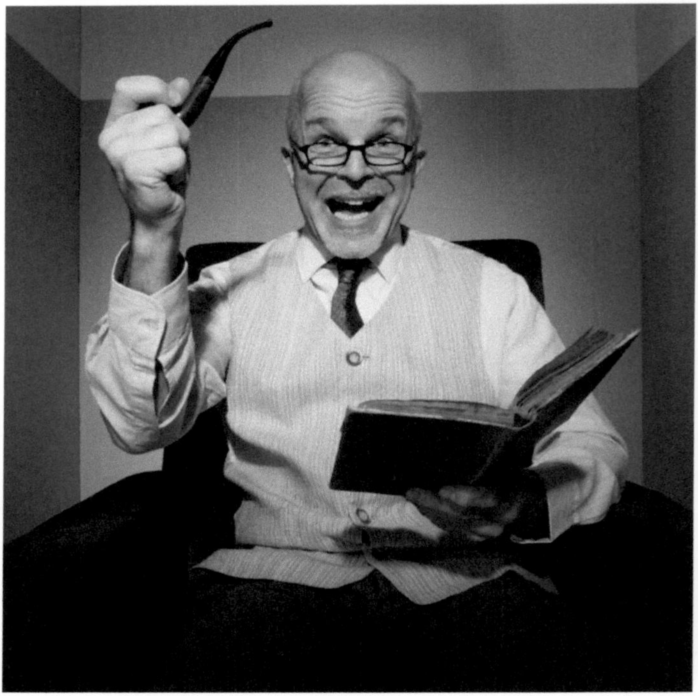

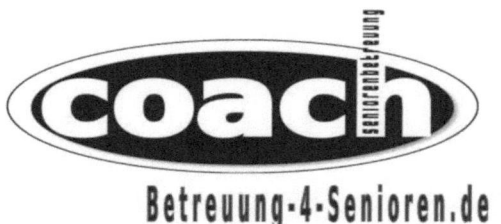

Konzentrationsgeschichten

Gedächtnistraining &

Seniorenbeschäftigung

Bleiben Sie geistig fit und stellen Sie Ihre persönliche Gedächtnistrainingseinheit zusammen. Mit Freude und Spaß, gemeinsam mit Ihren Enkelkindern oder Seniorenbegleitern im Rahmen einer 87b-Betreuung. Lösen Sie gemeinsam die „einfachen" Fragen der kleinen Konzentrationsgeschichten und erleben Sie eine harmonische und manchmal auch lustige Gehirnjoggingzeit.

Info: Diese kurzen Konzentrationsgeschichten sind auch für die Seniorenarbeit mit „leicht" demenziell veränderten Personen geeignet. Die Informationen, die in Klammern stehen, werden NICHT vorgelesen.

Folgende Konzentrationsgeschichte ist ideal für ein Betreuungsangebot im Rahmen der 87b-Betreuung:

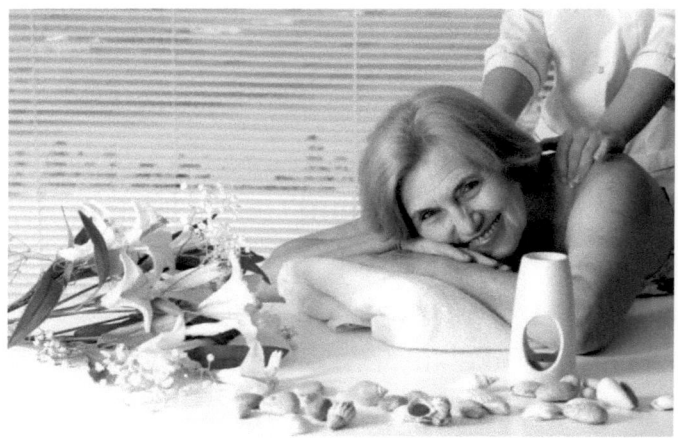

Wellness

„Hallo, ich hab da einmal eine Frage. Wissen Sie, was Wellness ist oder bedeutet?"

(Lassen Sie die Senioren raten. Fällt niemandem mehr etwas ein, lesen Sie bitte die kurze Geschichte vor.)

Was ist Wellness?

In den 1950er Jahren erfand die amerikanische Regierung ein ganzheitliches Gesundheitsmodell und Lebenskonzept, das auf Eigenverantwortung jedes einzelnen Menschen beruhen sollte. Als Oberbegriff dieser Gesundheitsbewegung verwendete man das Kunstwort „Wellness". Dieses Koffer- beziehungsweise Kunstwort

(ein Wort, das aus mindestens zwei Wortsegmenten besteht, die zu einem inhaltlich neuen Begriff verschmolzen sind)

basiert auf den englischen Begriffen „wellbeing", „fitness" und „happiness". Seitdem steht der Name „Wellness" für die ganzheitliche Gesundheit von Körper, Geist und Seele. Im alltäglichen Gebrauch wird Wellness heute allerdings eher mit einer passiven Form der Entspannung gleichgesetzt. Also etwas Positives genießen, ohne dabei selber aktiv etwas zu leisten *(Verwöhn-Konzept)*.

So wird Wellness auch gerne unmittelbar mit Urlaub verbunden oder mit Entspannungsmaßnahmen wie Massage, Sauna und Meditation. Das Wort Wellness ist aber leider nicht geschützt und hat somit auch keine festgelegte Definition. So wird es natürlich teilweise auch missbraucht. Achten Sie daher immer darauf, dass Produkte oder Anwendungen auch wirklich etwas mit der wahren Bedeutung von Wellness zu tun haben.

Sie haben sich diese kleine und kurze Geschichte angehört. Es handelt sich dabei um eine Konzentrationsgeschichte, zu der ich Ihnen jetzt gerne einige Fragen stellen würde.

Frage:

Wellness ist eine besondere Massage-Anwendung?

(Nein, Wellness ist ein Oberbegriff. Bestimmte Massagen können aber der Wellness zugeordnet werden.)

Wellness wurde vor tausend Jahren im asiatischen Raum entwickelt?

(Nein, Wellness ist eine amerikanische Erfindung.)

Wellness ist ein ganzheitliches Gesundheitsmodell?

(Ja)

Gute Wellness beginnt traditionell mit einem Dreitausend-Meter-Lauf?

(Nein)

Bei Wellness-Anwendungen ist es wichtig, selber körperlich aktiv zu sein?

(Nein, Wellness besteht heute in der Regel aus passiven Erlebnissen.)

Das Afrikanische Jahr

„Hallo, ich hab da einmal eine Frage. Wissen Sie noch, welches Jahr man auch als Afrikanisches Jahr bezeichnete?"

(Lassen Sie die Senioren raten. Fällt niemandem mehr etwas ein, lesen Sie bitte die kurze Geschichte vor.)

Als Afrikanisches Jahr bezeichnet man das Jahr 1960. In diesem Jahr haben gleich 18 afrikanische Kolonien die Unabhängigkeit von ihren Kolonialmächten erlangt: Die Länder Kamerun, Togo, Madagaskar, die Demokratische Republik Kongo, Benin, Niger, Burkina Faso, Elfenbeinküste, Tschad, die Zentralafrikanische Republik, die Republik Kongo, Gabun, Senegal, Mali, Nigeria, Mauretanien sowie Britisch-Somaliland und Italienisch-Somaliland, die sich zum heutigen Somalia vereinigt haben. Ebenfalls wichtig: im Jahre 1960 wurde John F. Kennedy zum Präsidenten gewählt.

Sie haben sich diese kleine und kurze Geschichte angehört. Es handelt sich dabei um eine Konzentrationsgeschichte, zu der ich Ihnen jetzt gerne einige Fragen stellen würde.

Frage:

Das Jahr 1950 bezeichnet man als Afrikanisches Jahr?

(Nein, das Jahr 1960)

Wie viele afrikanische Kolonien erhielten ihre Unabhängigkeit?

(18 Kolonien)

John F. Kennedy wurde im Afrikanischen Jahr zum Präsidenten gewählt. Welches Jahr war das? (1960)

Die Landung auf dem Mond

„Hallo, ich hab da einmal eine Frage. Können Sie sich noch an die erste Mondlandung erinnern?

(Lassen Sie die Senioren raten. Fällt niemandem mehr etwas ein, lesen Sie bitte die kurze Geschichte vor.)

Wenn man mit den Gedanken durch die eigene Vergangenheit streift, macht man meistens auch einmal einen gedanklichen Ausflug zu unserem nächsten Nachbarn im Weltall, dem Mond. Erinnern Sie sich noch an die Mondlandung im Jahre 1969? Neil Armstrong landete am 20. Juli mit der Raumfähre Apollo 11 auf dem Mond und betrat diesen als erster Mensch. Die Bilder dieser bewegenden Minuten gingen um die gesamte Welt. Doch bereits zwölf Jahre vor dieser Landung begann der Wettlauf

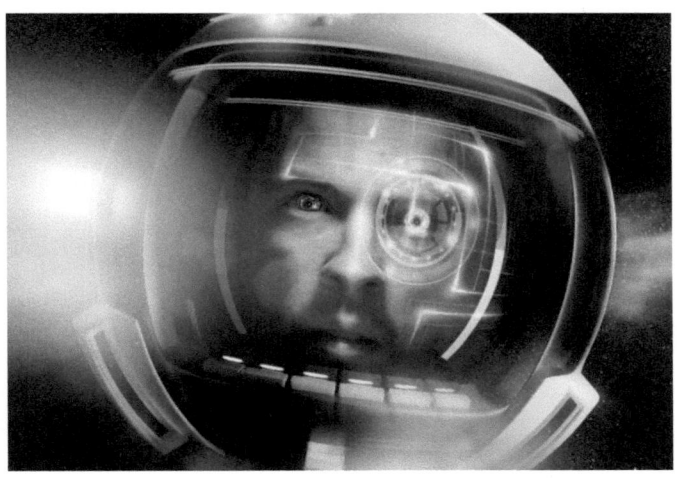

zwischen den damaligen Großmächten um die Vorherrschaft im Weltraum. Am 4. Oktober 1957 startete der erste künstliche Erdsatellit Sputnik 1 und im selben Jahr wurde am 3. November die Hündin Laika als erstes Lebewesen ins All befördert. Damit hatten die Russen die Nase vorn. So sollte es auch weitergehen, denn am 12. April 1961 gelang Juri Gagarin mithilfe von Wostok 1 die erste Erdumkreisung. Bei der Mission Woschod 2 glückte 1965 der erste Weltraumausstieg von Alexei Leonow. Erst 1968 zogen die Amerikaner mit einer bemannten Mondumkreisung (Apollo 8) nach. Nach Einstellung der US-Shuttle-Flüge Mitte 2011 verloren die Amerikaner aber wieder ihre Vormachtstellung. Doch man darf gespannt sein, was die Zukunft bringen wird.

Sie haben sich diese kleine und kurze Geschichte angehört. Es handelt sich dabei um eine Konzentrationsgeschichte, zu der ich Ihnen jetzt gerne einige Fragen stellen würde.

Frage:

Im Jahr 1957 begann der Wettlauf um die Vormachtstellung im Weltraum?

(Richtig)

Das erste Lebewesen im Weltraum war ein Affe?

(Nein, die Hündin Laika)

Der erste Mensch betrat 1971 die Mondoberfläche?

(Nein, 1969)

Der Name des ersten Menschen auf dem Mond lautet Juri Gagarin?

(Nein, Neil Armstrong)

Juri Gagarin gelang als erstem Menschen eine Erdumkreisung im Raumschiff Wostok? *(Das ist richtig.)*

Das Ende der Reichsmark

„Hallo, ich hab da einmal eine Frage. Können Sie sich noch an die Reichsmark erinnern?

(Lassen Sie die Senioren raten. Fällt niemandem mehr etwas ein, lesen Sie bitte die kurze Geschichte vor.)

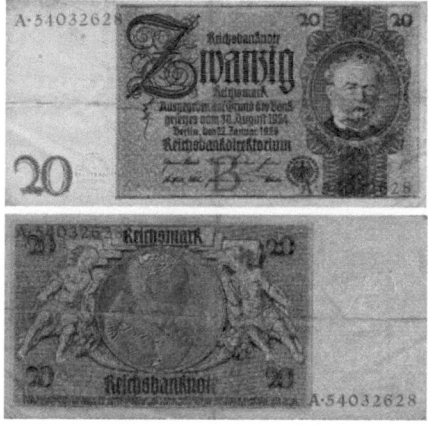

1948, nach dem Zweiten Weltkrieg, brach die Reichsmark von 1924 zusammen. Sie wurde von der Deutschen Mark in den drei westlichen Besatzungszonen und der Mark der DDR in der sowjetischen Besatzungszone ersetzt. Diese beiden Währungen behielten bis 1990 ihre Gültigkeit und wurden dann von einer neuen Deutschen Mark abgelöst. Erst am 01. Januar 2002 verlor die Mark endgültig ihre Bedeutung und wurde gegen den Euro eingetauscht, mit dem man jetzt europaweit bezahlen kann. Viele trauern jedoch der alten DM noch heute hinterher, da diese für viele Menschen ein Zeichen für Stabilität darstellt.

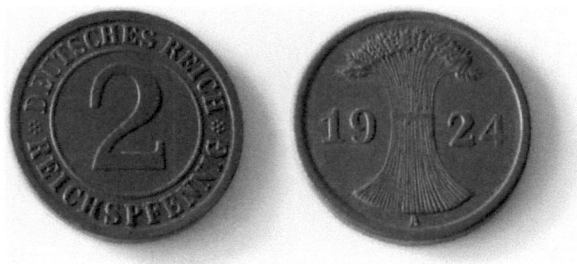

Sie haben sich diese kleine und kurze Geschichte angehört. Es handelt sich dabei um eine Konzentrationsgeschichte, zu der ich Ihnen jetzt gerne einige Fragen stellen würde.

Frage:

In welchem Jahr verlor die Reichsmark ihre Zahlungsfunktion? *(1948)*

Es gab zwei deutsche Währungen in der Zeit von 1948 bis 1990? *(Richtig)*

In der Bundesrepublik bezahlte man mit der DM?

(Ja, DM steht für Deutsche Mark.)

In der DDR bezahlte man mit der Ost–Mark OM?

(Nein, mit der Mark der DDR, Abkürzung M)

Heute bezahlen wir in ganz Europa mit unserer Währung?

(Ja, es ist aber nicht die Mark, sondern der Euro.)

Wie Oma einst kochte

„Hallo, ich hab da einmal eine Frage. Können Sie sich noch an das einfache Essen nach dem Krieg erinnern? Fallen Ihnen dazu Gerichte ein?

(Lassen Sie die Senioren erzählen. Fällt niemandem mehr etwas ein, lesen Sie bitte die kurze Geschichte vor.)

Heute, in Zeiten des Überflusses, macht man sich selten noch Gedanken über den Ideenreichtum unserer Großeltern. Damals mussten die Frauen noch mit sehr wenigen Zutaten kochen und sehr erfinderisch sein. Trotz dieser Einschränkung entstanden aber viele interessante Rezepte, die leider immer mehr in Vergessenheit gerieten.

Haben Sie schon einmal etwas von „Unterkohlraben" *(Steckrüben)* gehört oder von

„Saurer Milchsuppe"? Nein? Für eine Saure Milchsuppe benötigen Sie zum Beispiel nur einen Liter saure Milch *(mit Rahm)*. Diese vermischen Sie mit vier Esslöffeln Mehl. Diese Milchmasse kochen Sie dann mit eineinhalb Liter leicht gesalzenem Wasser auf. Es empfiehlt sich, dem Wasser einige Kümmelkörner beizufügen. Danach alles gut verkochen und mit einer Brotscheibe anrichten. Man kann die Suppe auch zusätzlich *(falls vorhanden)* mit Kartoffelscheiben bereichern.

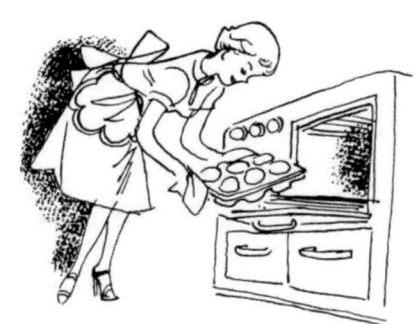

PS. Ein Stückchen Butter in der Suppe erhöht ihren Wohlgeschmack noch zusätzlich. Einfach, aber schmackhaft. Kennen Sie auch solche Gerichte? Was ist mit „Himmel und Erde" (Kartoffelpüree und Apfelmus - heiß gemacht und vermischt - dazu meist Frikadellen, falls vorhanden) oder mit „Brot- oder Brennnesselsuppe"? In der Schule gab es damals meist Zucker auf dem Pausenbrot oder Marmelade; Wurst oder Käse ganz selten und wenn, dann nur eine Scheibe für jeden.

Tja, die Zeiten haben sich geändert, Gott sei Dank, oder?

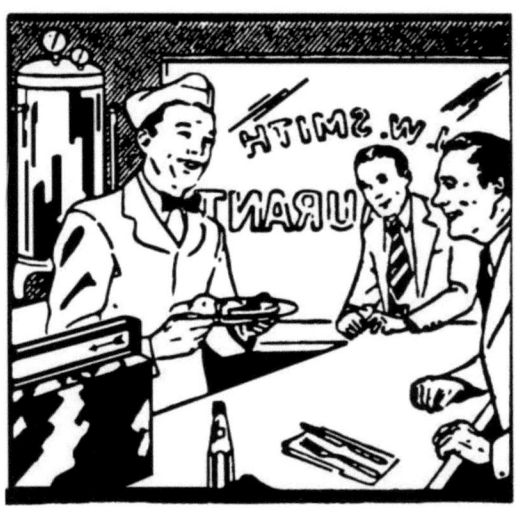

Sie haben sich diese kleine und kurze Geschichte angehört. Es handelt sich dabei um eine Konzentrationsgeschichte, zu der ich Ihnen jetzt gerne einige Fragen stellen würde.

Frage:

Unsere Großeltern mussten bei ihren Gerichten meist improvisieren? *(Ja)*

Oma und Opa haben immer auf eine gesunde Ernährung geachtet? *(Nein, das Ziel bestand darin, überhaupt etwas in den Magen zu bekommen.)*

Milchsuppe erhielt mit einem Stück Butter einen besonderen Geschmack? *(Richtig)*

In der Schule gab es meistens nur Wurst und Kakao? *(Nein, Wurst gab es nur selten und Kakao so gut wie nie.)*

Unsere Großeltern haben immer gehungert? *(Nein, aber es war sehr schwer, seinen Magen zu füllen.)*

Folgende Konzentrationsgeschichte ist ideal für Senioren und Enkelkinder:

Besucher

Es ist eine kleine Hafenstadt, in der wir uns befinden. Dort leben viele Menschen in Armut. Es ist dreckig und stinkt erbärmlich in den kleinen verwinkelten Gassen. Die Menschen sind hier nicht glücklich und die Kriminalität ist auch besonders hoch. Jeder versucht zu überleben und so gibt es hier keine Arbeit, für die sich die Bewohner zu schade wären. Alle wollen nur überleben. Eines Tages fährt ein prächtiges Segelschiff in den Hafen ein und die Bewohner des kleinen Ortes stehen mit offenen Mündern und riesigen Augen auf dem Kai. (Als Kai bezeichnet man einen durch Mauern befestigten Uferdamm.) Noch nie haben sie solch ein wundervolles Segelschiff gesehen, mit zwei mächtigen, großen Masten und fünf edlen Segeln aus roter und gelber Seide. Über dem Krähennest (einer umgebauten Plattform) weht jedoch eine Piratenflagge. Diese wird von den Bewohnern aber nicht wahrgenommen, da alle vom Anblick des Schiffes verzaubert sind.

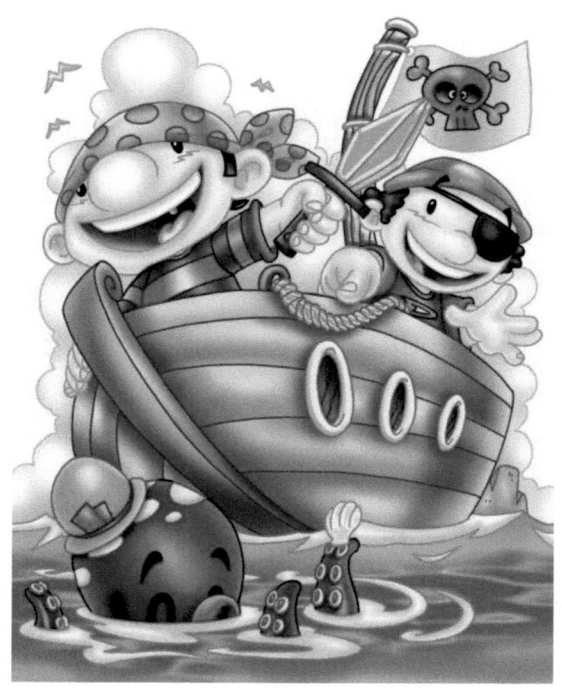

Sie haben sich diese kleine und kurze Geschichte angehört. Es handelt sich dabei um eine Konzentrationsgeschichte, zu der ich Ihnen jetzt gerne einige Fragen stellen würde.

Frage:

Diese Geschichte spielt in einer Großstadt? Ist das richtig oder falsch?

(Antwort ist falsch.)

Die Menschen sind dort glücklich und zufrieden? *(Falsch)*

Kai ist der Bürgermeister der Stadt und begrüßt die Besucher voller Freude?
(Falsch)

Ein Piratenschiff segelt in die kleine Stadt?
(Richtig)

Das Schiff hat zwei mächtige Masten und fünf edle Segel? *(Richtig)*

Danke, das waren alle Fragen.

Flaschenpost

Vor einigen Tagen war ein wundervolles Schiff in den Hafen eingefahren. Seine Besatzung bestand aus Piraten. Diese wollten jedoch in der Stadt nicht plündern oder rauben, sondern einfach nur einige Tage Urlaub an Land verbringen. So wurden sie mit offenen Armen empfangen, da sich auch die Bewohner von diesem überraschenden Besuch eine zusätzliche Einnahmequelle erhofften. Denn Piraten besitzen ja meistens viel Gold und sind bekannt dafür, dieses auch gerne wieder auszugeben. So feierten die Piraten drei Tage und drei Nächte ohne Unterbrechung in dieser kleinen Hafenstadt. In dieser Stadt lebte auch ein kleiner Junge namens Rico de Masturo. Um es gleich vorab zu sagen: Rico war nicht adelig oder reich, doch er war pfiffig und hatte immer wieder tolle Ideen, die ihm kurzfristig einen gewissen Wohlstand sicherten. So sollten auch die Piraten unserem Rico auf den Leim gehen. Denn Rico hatte eine Idee. Vor einigen Tagen hatte er am Strand eine alte Flasche gefunden, in die er jetzt einen selbstgemachten Brief steckte. Auf diesem Zettel stand, dass der Besitzer dieses Briefes freien Zugang zum Riesendiamanten der Eisbeinpiraten erhalten würde, wenn er eine kostbare Fracht auf der Insel Lukuluu in der Südsee abholte. Um diese Belohnung zu erhalten, müsste man nur dieses „Paket" unbeschädigt zu den Eisbeinpiraten überführen und schon würde man von ihnen diese kostbare Belohnung erhalten. Rico konnte mit dieser Flasche nichts anfangen, also wollte er damit wenigstens einige Goldtaler ergaunern und vielleicht fielen ja diese Piraten darauf rein?

Sie haben sich diese kleine und kurze Geschichte angehört. Es handelt sich dabei um eine Konzentrationsgeschichte, zu der ich Ihnen jetzt gerne einige Fragen stellen würde.

Frage:

Die Piraten feierten drei Tage und drei Nächte in der Stadt? *(Richtig)*

Rico wollte den Piraten eine falsche Schatzkarte verkaufen? *(Richtig)*

Damit die Piraten die Belohnung erhalten, müssten sie den Eisbeinpiraten einen Brief zustellen? *(Nein, ein Paket)*

Die Besatzung des Segelschiffs bestand aus Händlern, die in der Stadt ihre Waren verkaufen wollten? *(Nein, die Besatzung bestand aus Piraten.)*

Rico fand vor einigen Wochen eine alte Flasche am Strand? *(Nein, er fand diese Flasche erst vor einigen Tagen.)*

Der Verkauf

So nahm Rico seinen ganzen Mut zusammen und betrat die Taverne (eine Gastwirtschaft oder Schenke), in der die Piraten immer noch feierten. Er sah sich um und erblickte einen völlig betrunkenen Piraten, der alleine an einem Tisch saß und schlief. Rico meinte, dass dieser Pirat das ideale Opfer seines Planes wäre, und ging deshalb zu diesem Tisch hinüber. „Entschuldigen Sie", sagte Rico zu dem Piraten. „Ich habe da etwas am Strand gefunden, was Sie sicherlich interessieren wird. Es ist eine Schatzkarte!" Der Kopf des Piraten, der immer noch auf dem Tisch lag, begann sich zu bewegen und langsam erhob er sich auch von dem alten Tisch. Der Pirat schaute Rico an und sagte leiernd zu ihm: „Du hast also eine Schatzkarte, ho ho ho, und die soll ich dir wohl jetzt abkaufen?" Rico nickte. „Junge, geh woanders betteln, ich habe kein Interesse", sagte daraufhin der Pirat. „Aber es geht um den Schatz der Eisbeinpiraten." In diesem Augenblick verstummte die gesamte Taverne und alle Augen richteten sich auf Rico.

Frage:

Rico wollte seine Schatzkarte einem Piraten am Imbissstand verkaufen?

(Nein, in einer Taverne)

Rico sprach einen tanzenden Piraten an, ob er Interesse an einer Schatzkarte hätte.

(Nein, der Pirat schlief an einem Tisch.)

Rico erzählte den Piraten eine lustige Geschichte?

(Falsch)

Rico entdeckte einen wunderschönen Papagei, den er gegen die Schatzkarte eintauschen möchte?

(Falsch)

Rico verliebte sich in die Wirtin des Lokals, diese war aber mit dem Piratenkapitän verheiratet?

(Völliger Blödsinn, also falsch)

Aufbruch

„Eine Schatzkarte der Eisbeinpiraten besitzt du also?", fragte der Pirat den kleinen Rico interessiert. Rico antwortete mit einem leisen „Ja", da sprang der Pirat auf den Tisch in der Taverne und rief seine Mannschaft zusammen, denn was Rico nicht wusste, war, dass er gerade mit dem Kapitän dieses Piratenhaufens sprach, und der hatte schon viele Geschichten über die sagenumwobenen Eisbeinpiraten und deren Großzügigkeit gehört. „Männer, wir stechen wieder in See", schrie der Kapitän und alle Mannschaftsmitglieder freuten sich darüber und begannen zu jubeln. Dabei blickte der Piratenkapitän hinterhältig lächelnd auf Rico und sagte: „... und du wirst uns begleiten. Wehe, die Schatzkarte ist nicht echt." Und so begann für Rico und die Piraten ein neues Abenteuer.

Frage:

Dank Rico stachen die Piraten wieder in See?

(Richtig)

Der Piratenkapitän glaubte Rico nicht und schickte ihn wieder nach Hause?

(Falsch)

Der Piratenkapitän nahm den kleinen Rico mit auf die Abenteuerreise? *(Richtig)*

Der Piratenkapitän sprang auf einen Stuhl und hielt eine Rede?

(Nein, er sprang auf den Tisch.)

Die Piratenmannschaft war traurig, dass ihr Landurlaub zu Ende war?

(Nein, sie jubelten alle.)

Auf der Insel Lukuluu

Viele Tage waren die Piraten und Rico nun schon auf hoher See, da entdeckten sie am Horizont die erste Station ihrer Reise, die Insel Lukuluu. Dort sollten sie laut Ricos Schatzkarte ein Paket für die Eisbeinpiraten abholen und so ankerten die Piraten nahe der tropischen Insel mit ihrem Segelschiff in einer Bucht. Mit einem Beiboot ruderten sie dann auf die Insel. Als sie am Strand ankamen, wurden sie von einem fröhlichen, grünen, kugelrunden Piratenmonster begrüßt, das freudig am Strand hin und her hüpfte. „Da seid ihr ja endlich", rief der kleine Geselle ständig. Die Piraten sahen sich fragend an, denn sie waren etwas überrascht darüber, dass sie bereits erwartet wurden. Da sagte der Piratenkapitän laut: „So, du kleiner Gnom, wir sollen hier etwas abholen. Hast du eine Ahnung, was?" „Ja, ihr sollt eine Kiste zu den Eisbeinpiraten bringen! Richtig?" „So ist es", erwiderte der Kapitän. „Wunderbar, folgt mir", sagte das kleine, grüne Monsterchen voller Freude. So folgten ihm die Piraten durch einen Palmenwald und über eine große Wiese, die voller merkwürdiger Piratenkühe war, bis hin zu einem kleinen Haus, vor dem eine große Kiste stand. „Das ist eure Fracht, bringt sie schnell weg. Und hier habt ihr auch noch eine Wegbeschreibung." Der kleine Kerl schien recht froh darüber zu sein, dass die Piraten diese Kiste mitnahmen, und so verschwanden sie so schnell, wie sie gekommen waren, auch wieder auf ihr Schiff und setzten ihre Reise laut der neuen Koordinaten* fort.

Durch geographische Breite und Länge lässt sich die Lage eines Punktes auf der Erde genau beschreiben, dieses nennt man Koordinaten.

Frage:

Die Piraten ankerten mit ihrem Segelschiff im Hafen der Insel Lukuluu?

(Nein, vor der Insel in einer Bucht)

Auf der Insel lebten gefährliche, grüne Monster und riesige Drachen? *(Nein)*

Auf ihrem Weg trafen die Piraten bunte Kühe, die fröhlich auf den Wiesen Lieder sangen.

(Nein, auf der Insel lebten aber Piratenkühe. Diese sangen keine Lieder und waren auch nicht bunt.)

Zur Begrüßung feierten die Einwohner ein wunderschönes Fest? *(Nein)*

Die Piraten haben von dem kleinen Monster eine Wegbeschreibung erhalten und eine Kiste? *(Das ist richtig.)*

Bei den Eisbeinpiraten

Nachdem die Piraten die Transportkiste verladen hatten, machten sie sich wieder auf den Weg. Sie folgten dazu den Angaben der Navigationskarte, die sie vom kleinen Monster der Insel Lukuluu erhalten hatten. So vergingen viele Tag und viele Nächte und es wurde Tag für Tag auch etwas kälter auf dem Piratenschiff. „Beim Klabautermann, wo bringen wir diese Ladung eigentlich hin?", fragte der Kapitän seinen Steuermann. „Zum Südpol führt uns die Karte", erwiderte darauf der Steuermann leise vor Kälte zitternd. „Oh oh, hoffentlich begegnen wir da keinen gefährlichen Eisbären!", schlotterte der Piratenkapitän vor sich hin. Darauf ertönte ein sehr lautes Lachen von Rico. „Eisbären leben doch nur am Nordpol! Haha, und wir fahren doch zum Südpol." Diese Bemerkung gefiel dem Kapitän aber überhaupt nicht und so jagte er Rico über das gesamte Schiff, bis auf einmal einer der Matrosen laut rief: „Land in Sicht!". In diesem Augenblick unterbrachen die beiden ihre Verfolgungsjagd und sahen gespannt auf das vereiste Ufer. „Sind wir auch richtig?", fragte der Kapitän noch einmal nach. „Ja, wir sind hier richtig und dort am Ufer steht auch jemand, der uns zuwinkt." Der Kapitän holte sein Fernglas heraus und sah selber nach. Tatsächlich, da stand ein altes Wollnashorn und winkte der Besatzung voller Freude zu. Als kurze Zeit später das Schiff an der Eisküste anlegte, stürmte das Nashorn aufgeregt auf das Schiff. „Wo ist die Kiste, die ihr zu den Eisbeinpiraten bringen sollt?" „Mal langsam, Nasentier! Wo ist unsere Belohnung?", erwiderte der Piratenkapitän mürrisch auf die Frage des Nashorns. „Die gebe ich euch gleich, aber gebt mir vorher die Kiste." Der Pirat willigte ein und zwei Matrosen brachten die Kiste an Deck. Als das Nashorn die Kiste erblickte, rannte es, ohne zu zögern, auf diese zu und zerschmetterte sie in tausend Teile. Erst waren alle Piraten wie erstarrt, dann erblickten sie aber einen kleinen Pinguin, der in der Kiste gefangen war. „Danke, vielen Dank, dass ihr den kleinen Pinguin zurückgebracht habt! Ihr habt wahrhaftig eine Belohnung verdient!" Das Nashorn verschwand kurz, kehrte aber mit einem riesigen Diamanten zurück. „Der ist für euch, als Dankeschön." Der Pirat nahm lächelnd diese Belohnung an, stellte aber zum Schluss noch eine einzige Frage. „Die Eisbeinpiraten gibt es gar nicht, oder?" „Doch", antwortete der kleine Pinguin und nahm den Kapitän an die Hand. Er führte ihn zu einem hohen Eishügel und von dort aus konnte der Kapitän tatsächlich ein Heer von Eisbeinpiraten sehen. Besondere Piraten, die wirklich nur hier am Südpol leben können.

Ende

Frage:

Die Piraten hatten sich auf ihrer Reise verfahren und kamen in Afrika an?

(Nein, sie erreichten das richtige Ziel.)

Das Schiff der Piraten transportierte eine wertvolle Fracht voller Gold und Diamanten?

(Nein, die Fracht bestand aus einem Pinguin.)

Eisbären leben nur am Nordpol? *(Richtig)*

Die Piraten erhielten zur Belohnung einen alten Zauberstab?

(Nein, einen riesigen Diamanten erhielten sie zur Belohnung.)

Der Piratenkapitän erfuhr am Ende das Geheimnis der Eisbeinpiraten? *(Ja, der kleine Pinguin zeigte ihm, wo das Piratenheer steht.)*

Der folgende Text beinhaltet
sehr viel Diskussions- und
Erzählpotenzial, was sowohl
von gläubigen, wie auch von
weniger gläubigen
Bewohnern gerne
angenommen wird. 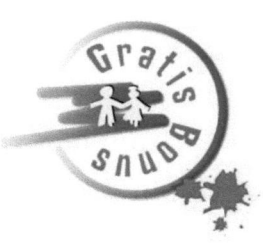 Alles, was in Klammern steht, wird nicht vorgelesen und dient nur als Hintergrundinformation für den Vorleser. Unterstrichene Wörter sollen etwas mehr betont werden und vier Punkte sind ein Zeichen dafür, dass Sie bitte beim Vortragen zwei bis drei Sekunden Pause einlegen.

Vor dem ersten Vortragen bitte einmal

probelesen.

Es empfiehlt sich, diesen Text wie eine Predigt vorzulesen.

Dies ist ungewohnt, aber erhöht durchaus die Aufmerksamkeit bei den Bewohnern.

Die Wertigkeit des Textes wird ebenfalls durch diese Art des Vortrages untermauert.

Versuchen Sie es einmal.

Text zum Vorlesen:

„Ich glaube, …. wenn ich nicht dieses kleine Buch lesen würde, …. würde ich etwas Anderes tun. …. Aber ich glaube, dass dieses „Andere" …. meine Gedanken nicht so kreativ stimulieren würde wie das Lesen und das Philosophieren über die Denkanstöße, die entstehen, wenn ich dieses Buch bis zum Ende durchgelesen habe. …. Dieses glaube ich oder ich glaube es nicht. …. So stellt sich die Frage, was glaube ich und was ist Glauben!

(etwas längere Pause)

Glauben bedeutet, etwas für wahr halten.

Aber was ist jetzt wirklich die Wahrheit?

Stellen wir uns vor, …. auf einem Tisch steht ein Glas mit kaltem, klarem Wasser. Dieses Glas ist aber nur zur Hälfte gefüllt. …. Jetzt stellt sich natürlich die Frage, ist dieses Glas ….

(Schauen Sie zu den Bewohnern und warten Sie auf eine Antwort.)

… Genau, ist das Glas halb voll …. oder halb leer. Beides ist richtig, aber jeder geht davon aus, dass seine Antwort der Wahrheit mehr entspricht und das, obwohl jeder weiß, dass beide Aussagen zutreffen.

Es liegt also im Auge des Betrachters, …. ob das Glas nun halb voll oder halb leer ist - je nachdem, was er glaubt. Dies hat nichts mit religiösem Glauben gemein. Es handelt sich hierbei dennoch um eine Glaubensangelegenheit.

So stellt sich die Frage, wie entsteht ein Glaube, ich meine jetzt nicht den göttlichen Glauben, nein, vielmehr den einfachen, also die Basis einer Überzeugung …. und somit auch die Untermauerung durch eine Annahme oder Vermutung, kurz, mein individueller Glaube.

Jeder Glaube baut auf persönliche Lebenserfahrungen auf. …. Aus diesem Erfahrungsschatz konstruiert jedes Individuum eine Wahrscheinlichkeitsvorhersage.

Diese ist von Natur aus wichtig, um schnelle sowie sinnvolle Entscheidungen treffen zu können.

Vor allen dann, wenn sich die Logik und die tatsächliche Wissenskompetenz verabschiedet haben. ….

In diesem Fall werden Entscheidungen aus dem Unterbewusstsein, manche nennen es auch „Bauchgefühl", zur Entscheidungsfindung herangezogen.

Fazit: sobald die Grundlage für logische Entscheidungen fehlt, ersetzen wir diese durch die Wahrscheinlichkeit, begründet auf unseren Erfahrungen, die uns wiederum eine pseudonyme Bestätigung liefern, dass unsere Handlung richtig ist.

…. So glauben wir.

Beispiel: …. Wenn ich Sie frage: „Was meinen Sie, wie das Wetter morgen wird?" Wie würde Ihre Antwort lauten? (Sehen Sie sich in der Gruppe um und wiederholen Sie die Frage. Erhalten Sie keine Antwort, sprechen Sie Personen direkt an. Wiederholen Sie die Antworten der Bewohner.)

…. Sehr schön. …. Jetzt habe ich viele Antworten erhalten, wie das Wetter werden könnte, aber keine Aussage, wie es nun wirklich morgen wird.

(Sprechen Sie jetzt einen Bewohner an, der Ihnen eine Antwort gegeben hat.)

Worauf beruht Ihre Aussage, Herr /Frau _____?

(Auf eine Antwort warten.)

Die Aussage beruht also auf „etwas" Wissen. Nennen wir es Halbwissen. Keiner von uns ist Meteorologe, oder? …. Keine Aussage hat somit einen wissenschaftlichen Hintergrund, nur Erfahrungswerte. Dennoch wird vielleicht die eine oder andere Vorhersage zutreffen.

…. Kommt es <u>öfters</u> zu richtigen Vorhersagen, beginnen einige zu glauben, dass Sie oder Sie

(Zeigen Sie auf verschiedene Bewohner.)

<u>tatsächlich</u> das Wetter vorhersagen können. Dieser Glaube wird verstärkt, wenn diese <u>Zufälle</u> auch von anderen Personen <u>positiv</u> weitergegeben werden (Stille Post).

„Mensch, die Gisela kann das Wetter vorhersagen oder der …. XXX

(Nennen Sie einen beliebigen Namen aus der Runde.)

kann das auch."

Wir müssen nur fest daran glauben …. und schon wird das Unfassbare Wirklichkeit. Aber Vorsicht, das Gefährliche an Halbwahrheiten ist, dass <u>immer</u> die falsche Hälfte geglaubt wird.

<u>Glauben</u> ist also auch eine Vertrauensangelegenheit. Deshalb besteht eine Grundvoraussetzung für einen starken und intensiven Glauben im <u>Vertrauen.</u> In der Stärke des Vertrauens, das wir mit einer Person oder einem Ereignis verbinden.

Personen unseres Vertrauens sind zum Beispiel unsere Eltern. …. Das, was sie uns vorleben, und auch ihr Glaube sind uns <u>vertraut</u>. Dadurch erhöht sich natürlich auch die Offenheit für die uns schon vertrauten Gegebenheiten.

Ärzte, Pastoren, Lehrer, Piloten sind ebenfalls Personen, denen wir ein höheres Maß an Vertrauen schenken. Erzählt uns jemand aus <u>diesem</u> Personenkreis etwas <u>Unglaubliches</u>, nehmen wir diese Aussage eher als Tatsache an, <u>nur</u> weil wir dieser Personen von <u>vornherein</u> …. mehr vertrauen - Kompetenz zutrauen. Es ist also für <u>uns</u> immer wichtig, wem wir vertrauen und somit glauben.

(Kleine Pause, trinken Sie etwas Wasser und stehen Sie dabei auf. Der folgende Text sollte im Stehen gelesen werden. Falls Sie textsicher sind, empfiehlt es sich, dass Sie beim Vorlesen ein wenig im Raum herumlaufen, -langsam- so wird die Aufmerksamkeit wieder auf das Vorgelesene und den Vorleser gelenkt, bevor jemand in diesem Kreis noch einschläft.)

Weshalb glauben wir?

Gaius Julius Cäsar sagte einmal: „Die Menschen …. glauben fest an das, was sie sich wünschen." …. Das ist nicht einmal so falsch, aber gibt es auch eine wissenschaftliche Erklärung? …. Die darwinistische Glaubensforschung sieht den Glauben nicht als anerzogen, sondern als im Bewusstsein des Menschen evolutionär verankert.

(längere Pause)

Tja, das ist wissenschaftlich, hat das jemand verstanden?

(Schauen Sie fragend in die Runde.)

Erklärung: als Darwinismus bezeichnet man das Theoriensystem zur Erklärung der Artentransformation.

(Schauen Sie wieder fragend in die Runde.)

Es geht um die Evolutionstheorie von Charles Darwin, wobei insbesondere die natürliche Auslese, das Selektionsprinzip, im Vordergrund steht. Die Fähigkeit zum Glauben wird dabei beispielsweise als evolutionäres Nebenprodukt erklärt, was sich jedoch als nützlich erwiesen hat

(sekundärer Effekt)

und deshalb beibehalten worden ist. Sind also unser Glaube und die Fähigkeit dazu nur evolutionärer Zufall? …. Haben wir als Menschen dieser unerklärbaren Fähigkeit nur eine fantasievolle Erklärung angedichtet?

Der Mensch versucht ja, alles zu erklären, …. und das, was er sich nicht erklären kann, füllt er mit Theorien, Aberglauben und Mythologie, also mit Glauben.

In der Religion wird der „gute" Glaube nicht als mittelalterliche Vorstufe zum Wissen gedeutet, in der Religion ist der Glaube etwas vom Wesen her völlig Anderes.

Hebräer 1,1: „Glaube aber ist …. Feststehen in dem, was man erhofft, …. überzeugt sein von Dingen, die man nicht sieht."

Ist der religiöse Glauben wirklich etwas Anderes?

(Sehen Sie fragend in die Runde.)

Zentral geht es beim christlichen Glauben um eine Bejahung Gottes. Grundlage dafür ist die Heilige Schrift, die als von Gott inspiriert angesehen wird.

Also von einem unbeschreiblichen „göttlichen" Glauben? Glaube selbst ist aber kein religiöses Konzept. So sollten wir den religiösen Glauben als etwas Positives deuten, der uns ermutigt, …. etwas Gutes zu tun. Am Ende ist der Glaube eine feste Zuversicht und ein Nichtzweifeln an dem, was man nicht sieht, …. und in eigentlicher Weise kann ein starker und fester Glaube Berge versetzen. …. So steht es in der Bibel,

Matthäus 17,20

„Er antwortete: Weil euer Glaube so klein ist. Amen, das sage ich euch: Wenn euer Glaube auch nur so groß ist …. wie ein Senfkorn, dann werdet ihr zu diesem Berg sagen: Rück von hier nach dort! Und er wird wegrücken. Nichts wird euch unmöglich sein. Also glaubt und bedenkt, zu glauben ist schwer, nichts zu glauben, ist unmöglich."

In diesem Sinne glaube ich, dass Sie noch einen wunderschönen Tag hier in der Seniorenresidenz _____

(Setzen Sie den Namen Ihres Seniorenheims ein.)

haben werden.

Danke schön.

(Stimmen Sie jetzt ohne Vorwarnung das Lied „Wem Gott will rechte Gunst erweisen" an. Im Idealfall werden die Bewohner - auch ohne Text - dieses Lied sofort mitsingen. Dadurch wird dieses Betreuungsangebot angenehm abgerundet.)

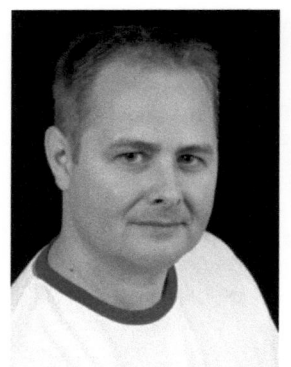

Davon hab ich schon einmal gehört

Aktivierungscoach vermittelt kleine Einblicke - Thema „einfache Aktivierung"

Denis Geier liest bei seiner *NEUEN* Informationsveranstaltung aus seinen Büchern vor und gestaltet im Anschluss gemeinsam mit den Zuhörern interaktiv eine kleine Aktivierungsmaßnahme. So geht es zum Beispiel in seinen Seniorenbüchern darum, Senioren und auch demenziell veränderte Menschen einfach zu aktivieren. Wissen Sie, wie das geht? Gehört haben Sie sicherlich schon einmal davon, aber es besteht schon ein Unterschied, ob man darüber etwas gehört hat oder es selber erleben durfte. Aber auch für Profis, die bereits als 87B-Betreuer tätig sind, gibt es viele Inspirationen, die der fachkundige Teilnehmer sofort in seiner täglichen Arbeit anwenden kann. Bei diesem Event legt Herr Geier viel Wert darauf, dass es sich nicht nur um eine Lesung, sondern um eine interaktive, fast schon wie ein Seminar aufgebaute Aktivierungsveranstaltung handelt, die sich Zeit für eigene Übungen und Diskussionen nimmt. So geht es zum Beispiel im Aktivierungscoach-Buch Band 5 „Open the door - Öffne die Tür" um Hypnose und die Möglichkeit, sanfte Hypnose gemeinsam mit Senioren umzusetzen. Standen Sie schon einmal unter Hypnose? Nein? Mit etwas Glück können Sie das Hypnosegefühl im Anschluss an diese Buchvorstellung erleben. Doch

das ist noch nicht alles, in einem weiteren Werk „Zaubertöne" geht es um die Macht von Klängen und ihre Wirkung auf unseren Körper, und vielleicht gehören Sie zu den Glücklichen, die selbst einmal einen harmonischen Augenblick mit Klangschalen erleben dürfen.
Ob jeder in den Genuss dieser Wellness-Erfahrungen kommt, hängt natürlich stark von den Teilnehmerzahlen ab. Auf jeden Fall ist diese „Autorenlesung" ein etwas anderes Erlebnis, sowohl für Seniorenbetreuer, die bereits eine Ausbildung nach § 87b Abs. 3 SGB XI besitzen, als auch für Senioren oder Familienmitglieder, die Angehörige betreuen.

www.Betreuung-4-Senioren.de

Bildrechte:

Graphic/Illustration:

Coverbild & Seite 6:	stokkete © Can Stock Photo Inc
Bild Seite 8:	aletia © Can Stock Photo Inc.
Bild Seite 15:	solarseven © Can Stock Photo Inc.
Bild Seite 18:	GEMEINFREI Reichsbankdirektorium Berlin - **Karlwj1985**
Bild Seite 19:	GEMEINFREI - Deutsches Reich - NobbiP
Bild Seite 22 & 23:	sparkstudio © Can Stock Photo Inc.
Bild Seite 26:	Istock © caborial
Text:	Dieter-Denis Geier
Fragen & Anregungen:	mail@Betreung-4-Senioren.de

© 2014 Denis Geier

Das Werk, ist urheberrechtlich geschützt. Jede

Verwertung ist ohne Zustimmung unzulässig.

Zuwiderhandlungen werden strafrechtlich verfolgt